読んで、書いて二倍楽しむ

美しい日本語

武馬久仁裕 編著

黎明書房

まえがき

古今の美しい日本語、楽しい日本語をご紹介します。
この本には、次の九つの効用があります。
① 日本語の美しさ、楽しさを、①読んで、②書いて、二倍楽しめます。
② 日本の古典のさわりが手軽に味わえます。
③ 日本語の豊かな世界にひたることができ、心が豊かになります。
④ 超訳と、興味深い案内文で、より深く、より面白く味わうことができます。
⑤ 声に出して読むことで、日本語の心地よいリズムを味わえます。
⑥ お手本をなぞって文字を書くことで、脳の働きを高めます。
⑦ 書くことで、それを書いた古人の息づかいを体験することができます。
⑧ 読んで書いて暗記すれば、脳はますます活性化し、教養も高まります。（無理に暗記する必要はありません。折にふれて、読んだり書いたりして楽しんでください。）
⑨ 毎日の生活を気持ちのよいものにすることわざ、花言葉なども味わえます。

では、心行くまで本書をお楽しみください。なお、施設などで使われる場合は、適宜コピーしてお使いください。

編著者

目次

1 新しき年の始の（大伴家持《おおとものやかもち》『万葉集《まんようしゅう》』）

① 声に出して読んでみましょう。

新《あらた》しき年《とし》の始《はじめ》の初春《はつはる》の今日《きょう》降《ふ》る雪《ゆき》のいや重《し》け吉事《よごと》

訳 新しい年の始め、この初春のめでたい今日降る雪よ、豊作を予感させる雪よ、どんどん積もれ。吉《よ》い事よどんどん重なれ。

＊「新しき」は「あらたしき」と読みます。

味わい 『万葉集』四千五百十六首の最後の歌です。作者の大伴家持が因幡守《いなばのかみ》（知事）であった天平宝字《てんぴょうほうじ》三（七五九）年の元旦に、役所に官吏を集めて宴《うたげ》をした際、披露《ひろう》した歌です。訳でお分かりのように、この歌全体がすべておめでたい言葉でできています。年賀状に最適の歌です。家持はこの歌で、国家の繁栄を願ったものと思われます。歌には、詠《うた》ったことを実現する力があると思われていました。因幡は今の鳥取県です。

作者 大伴家持。奈良時代の貴族、歌人。『万葉集』をまとめた人物とされています。養老《ようろう》二（七一八）？年～延暦《えんりゃく》四（七八五）年。位は、中納言従三位《ちゅうなごんじゅさんみ》まで進みました。

原文 **新　年《あらたしきとし》乃《の》始《はじめ》乃《の》波《は》都《つ》波《は》流《る》能《の》家《け》布《ふ》敷《ふ》流《る》由《ゆ》伎《き》能《の》伊《い》夜《や》之《し》家《け》余《よ》其《ご》騰《と》**

＊万葉集は日本語を全て漢字で書いています。

②　書いてみましょう。

新しき年の始の初春の今日降る雪の

いや重け吉事

新　年乃始乃　波都波流能

家布敷流由伎能　伊夜之家余其騰

2 銀も金も玉も（山上憶良《やまのうえのおくら》『万葉集《まんようしゅう》』）

① 声に出して読んでみましょう。

銀《しろかね》も金《くがね》も玉《たま》も何《なに》せむ《ん》に勝《まさ》れる宝子《たからこ》に及《し》かめやも

訳 金銀や宝石など何の価値があろう。可愛いわが子と比べれば。

味わい 銀、金、玉と、ふつう宝物と思われているものを順に挙げて行って、最後にわが子という、宝物のイメージを超えた宝物とでもいうべきものを持ってきて、収めたところにこの歌の優れた点があります。親が愛情をそそぐ大切なものとしての子どもが、感動的に詠《うた》われています。

作者 山上憶良。奈良時代の貴族、歌人。「貧窮問答歌《ひんきゅうもんどうか》」など社会的なテーマを詠った歌人として知られています。位は、貴族の官位である従五位下《じゅごいげ》まで進みました。遣唐《けんとう》使《し》として唐に渡ったこともあります。六六〇年〜天平《てんぴょう》五（七三三）年？

もう一首 **いざ子《こ》ども早《はや》く日本《にほん》へ大伴《おおとも》の御津《みつ》の浜松《はままつ》待ち恋《こ》ひ《い》ぬらむ《ん》**　**山上憶良**

＊遣唐使の憶良が、日本に帰る時に唐で作った歌です。さあみんな、早く日本へ帰ろう。難波の港へ帰ろう。国では、妻や子が待ち焦がれていることだろう。「日本」を「やまと」ではなく、「にほん」と読んだという説がありますので、それに従いました。

②　書いてみましょう。

銀も金も玉も何せむに勝れる宝
子に及かめやも

いざ子ども早く日本へ大伴の
御津の浜松待ち恋ひぬらむ

3 久方のひかりのどけき（紀友則《きのとものり》『古今和歌集《こきんわかしゅう》』）

① 声に出して読んでみましょう。

久方《ひさかた》のひかりのどけき春《はる》の日《ひ》にしづ心《こころ》なく花《はな》のちるらむ《ん》

訳 のどかな春のひざしの中に咲いているのに、桜の花は、なぜか心がおだやかでないようだ。はらはらと花が散っていることだ。

味わい 上の句で、ひさかたの、ひかりのどけき、はるのひに、とひの音をつらね、いやが上でも春の陽《ひ》の明るさ暖かさを盛り上げています。そして、下の句で反対にさびしい心情、光景を詠《うた》っています。

作者 紀友則。平安時代前期の歌人で、貴族の官位である五位に登れず正《しょう》六位上《じょう》で終わりました。いとこの紀貫之《きのつらゆき》とともに古今和歌集の撰者《せんじゃ》でしたが、古今和歌集（九一三年頃）が出来上がる前に亡くなりました。生没年不詳。

もう一首

五月雨《さみだれ》に物思《ものおも》ひ《い》を《お》れば郭公《ほととぎす》夜《よ》ふかくなきていづちゆくらむ《ん》　**紀友則**

＊憂愁に満ちた歌です。

五月雨の音を聞きながら物思いにふけっていると、ほととぎすが、夜が更けたころ、夜の深いしじまの中で一声大きく鳴いて飛び去って行った。いったいどこへ行くのだろう。

② 書いてみましょう。

久方のひかりのどけき春の日に
しづ心なく花のちるらむ

五月雨に物思ひをれば
郭公夜ふかくなきていづちゆくらむ

4　春はあけぼの（清少納言《せいしょうなごん》『枕草子《まくらのそうし》』冒頭）

①　声に出して読んでみましょう。

春《はる》はあけぼの。やうやう《ようよう》しろくなり行《ゆ》く、山《やま》ぎは《わ》すこしあかりて、むらさきだちたる雲《くも》のほそくたなびきたる。

訳　春はなんといっても、あけぼのが一番。空が少しずつ白くなって、山と空との境目がわずかに明るくなって、そこに紫色の雲が細くたなびいているのは素晴らしい。

味わい　「**はるはあ**けぼの」や「**やまぎはすこしあか**りて」の明るい「**あ**」**の音**に、春の夜明けに寄せる作者のはずんだ気持ちが現れています。

作者　清少納言《せいしょうなごん》。平安《へいあん》時代の中ごろ、一条《いちじょう》天皇の皇后、藤原定子《ふじわらのていし》に仕え、あふれんばかりの知識と機知によって定子に愛されました。雪の降った日、定子に「香炉峰《こうろほう》の雪はどうなったの」と聞かれ、すかさず御簾《みす》を上げたことは有名です。中国の白楽天《はくらくてん》の詩にある「香炉峰の雪は簾《すだれ》をかかげて看《み》る」を踏まえたものです。生没年不詳。

② 書いてみましょう。

春はあけぼの。やうやうしろくなり行く、
山ぎはすこしあかりて、むらさきだちた
る雲のほそくたなびきたる。

5 秋の田のかりほの庵の

（天智《てんち》天皇『百人一首《ひゃくにんいっしゅ》』一）

① 声に出して読んでみましょう。

秋《あき》の田《た》のかりほの庵《いお》の苫《とま》をあらみわが衣手《ころもで》は露《つゆ》にぬれつつ

訳　稲穂の稔《みの》った田のそばに立てた仮小屋、ほかならぬその小屋を葺《ふ》くむしろが荒いので、私の袖は夜露にぬれっぱなしだ。その夜露にまぎれて恋しいお前を思って涙をこぼすのだ。

味わい　百人一首の一番、天智天皇の歌です。天皇が田んぼのわきに立てられた粗末な小屋に寝泊まりするとは、なんとも嬉しくなる歌です。天智天皇は、国の基本法である神聖な法、律令《りつりょう》を初めて作った天皇でしたので、平安朝の貴族（百人一首を選んだ藤原定家《ふじわらのていか》もその一人）たちに大変尊敬されていました。天智天皇の歌が最初に置かれたのはそのためです。そして、大伴家持《おおとものやかもち》が、その年の豊作を願って詠《うた》った万葉集の最後の歌（この本の6ページ）を受けて、定家は、家持の歌の実現された世界（秋の実り）を百人一首の最初にすえたのではないかと思われます。

作者　天智天皇。大化改新を成しとげ、律令国家の基礎を築いた第三十八代の天皇。六二六年〜六七一年。

② 書いてみましょう。

秋の田のかりほの庵の苫をあらみ
わが衣手は露にぬれつつ

6 ゆく河の流れは

（鴨長明《かものちょうめい》『方丈記《ほうじょうき》』冒頭）

① 声に出して読んでみましょう。

ゆく河《かわ》の流《なが》れは絶《た》えずして、しかももとの水《みず》にあらず。よどみに浮《うか》ぶうたかたは、かつ消《き》え、かつ結《むす》びて、久《ひさ》しくとどまりたるためしなし。世《よ》の中《なか》にある人《ひと》と栖《すみか》と、またかくのごとし。

訳 目の前を流れている河の水は、決して同じ水ではない。今流れて行った水の後に、違う水が後から後からやって来る。流れの淀みに浮かんでいる泡は、たちまちに消えては生まれ、生まれては消えていく。まったく人や住処《すみか》のようだ。

味わい ゆく河が生み出したうたかた、すなわち泡は、はかない譬《たと》えに使われます。うたかたの人生というように。しかし、この書き出しを違う角度から読むと、ここには、人の思惑などを超えて、昼夜をおかず絶えることなく運動している自然界の圧倒的エネルギーが見えてきます。長明は、その自然界の恐ろしいほどの力を、一丈四方（縦横約三メートル）のすぐに移動可能な仮のすみかで、やり過ごそうとしているかのようです。

作者 鴨長明。平安時代末期〜鎌倉時代初期の歌人、随筆家。下鴨《しもがも》神社の禰宜《ねぎ》の家柄で、五十歳ごろ出家し、五十四歳ごろ日野（京都市伏見区）に移り、方丈の庵をすみかとしました。久寿《きゅうじゅ》二（一一五五）?年〜建保《けんぽう》四（一二一六）年。

② 書いてみましょう。

ゆく河の流れは絶えずして、しかももと
の水にあらず。よどみに浮ぶうたかたは、
かつ消え、かつ結びて、久しくとどまり
たるためしなし。世の中にある人と栖と、
またかくのごとし。

7 祇園精舎の鐘の声（『平家物語《へいけものがたり》』冒頭）

①　声に出して読んでみましょう。

祇園精舎《ぎおんしょうじゃ》の鐘《かね》の声《こえ》、諸行無常《しょぎょうむじょう》の響《ひびき》あり。
娑羅双樹《しゃらそうじゅ》の花《はな》の色《いろ》、盛者必衰《じょうしゃひっすい》の理《ことわり》をあらは《わ》す。

訳　インドの祇園大寺の頗梨《はり》（ガラス）の鐘の音は、「この世のすべてのものは移ろいゆくはかないものだ」と唱え、その澄んだ音を全世界に響かせる。おシャカ様が亡くなった時、おシャカ様を囲んでいた娑羅双樹《しゃらそうじゅ》は枯れはて、花の色が白くなってしまったが、このことは、栄えるものは必ず衰えるという真理を表わしている。

味わい　『平家物語』の初めから終わりまで、全編にわたって、「この世のすべてのものは移ろいゆくはかないものだ」と唱える祇園精舎の鐘の音が、ＢＧＭとして流れているかのようです。例えば、巻第三の最後の「年《とし》さり年来《としきた》ッて、治承《じしょう》も四年《しねん》になりにけり」という万感の思いのこもった表現に、それを聞き取ることができます。

作者　『平家物語』が出来上がったのは、鎌倉時代前期とも言われますが、作者も含めはっきりしません。

② 書いてみましょう。

祇園精舎の鐘の声、諸行無常の響あり。
娑羅双樹の花の色、盛者必衰の理をあら
はす。

8 つれづれなるままに（吉田兼好《よしだけんこう》『徒然草《つれづれぐさ》』冒頭）

① 声に出して読んでみましょう。

つれづれなるままに、日《ひ》くらし、硯《すずり》にむかひ《い》て、心《こころ》にうつりゆくよしなしごとを、そこはかとなく書《か》きつくれば、あやしうこそものぐるほ《お》しけれ。

訳 暇にまかせ、日がな一日、硯に向かって、心に浮かんでくる、たあいもないことを書いていると、そのうち、なぜだか分からないが、何かに憑かれたように筆が勝手に動き出すのだ。

味わい 書くと言うことは、自分が自分でなくなることだと兼好は言っています。書いているうちに、日ごろ自分が思ってもみないこともどんどん書いてしまうことがあります。また、自分が見えなかったことも書けてしまうこともあります。本当に、書くとは恐ろしいことだと兼好は言っているのです。『徒然草』はこの序段と二四三段の随筆からなっています。人や社会、古典への洞察力に富んだ話が生き生きと書かれています。

作者 吉田兼好。鎌倉時代末期～南北朝時代の歌人、随筆家。三十歳前後に出家し、隠者《いんじゃ》（世捨て人《よすてびと》）になりました。足利将軍家の執事、高師直《こうのもろなお》が塩谷判官《えんやはんがん》の美しい妻に横恋慕したとき、そのラブレターを代筆しましたが、塩谷判官の妻は、開きもせずそのまま庭に捨ててしまったと『太平記《たいへいき》』にあります。生没年不詳。

② 書いてみましょう。

つれづれなるままに、日くらし、硯にむかひて、心にうつりゆくよしなしごとを、そこはかとなく書きつくれば、あやしうこそものぐるほしけれ。

9 月日は百代の（松尾芭蕉《まつおばしょう》『おくのほそ道《みち》』冒頭）

① 声に出して読んでみましょう。

月日《つきひ》は百代《はくたい》の過客《かかく》にして、行《ゆ》きかふ《う》年《とし》も又旅人也《またたびびとなり》。舟《ふね》の上《うえ》に生涯《しょうがい》をうかべ、馬《うま》の口《くち》とらえて老《おい》をむかふ《う》る物《もの》は、日々旅《ひびたび》にして旅《たび》を栖《すみか》とす。古人《こじん》も多《おお》く旅《たび》に死《し》せるあり。

訳 月日は永遠に過ぎ去って行く旅人だ。毎年来ては行き、行っては来る年というものも旅人だ。生涯舟の上で暮らす船頭も、馬を引いて年を取る馬子も旅人だ。彼らは日々旅に生き、旅に死ぬのだ。風雅《ふうが》を求めた昔の人たちも、たくさんの人たちが同じように旅に死んだのである。

味わい 漢文の世界では樵《きこり》や漁夫《ぎょふ》は世俗を離れて暮らす隠《いん》者《じゃ》です。同じように、ここの船頭、馬子も、現実の船頭、馬子というよりは芭蕉には、風雅すなわち芸術に生きる旅人の仲間ととらえられています。旅に死んだ多くの昔の人とは、芭蕉の慕う西行《さいぎょう》（歌人）、宗祇《そうぎ》（連歌師《れんがし》）、中国の詩人、杜甫《とほ》、李白《りはく》などです。そして、文は、このあと陸奥《みちのく》の旅への強いあこがれに移ります。

作者 松尾芭蕉。文学としての俳諧《はいかい》を確立し、生涯真の芸術を求め続けました。有名な言葉に「俳諧は三尺《さんせき》の童《わらべ》にさせよ」があります。俳諧は上手に作ってみせようという気持ちのない、素直な感覚の持ち主である小さな子どもに作らせるに限るということです。味わい深い言葉です。寛永《かんえい》二十一（一六四四）年～元禄《げんろく》七（一六九四）年。

② 書いてみましょう。

月日は百代の過客にして、行きかふ年も又旅人也。舟の上に生涯をうかべ、馬の口とらえて老をむかふる物は、日々旅にして旅を栖とす。古人も多く旅に死せるあり。

10 千じゆと云ふ（松尾芭蕉《まつおばしょう》『おくのほそ道《みち》』「旅立《たびだ》ち」部分）

① 声に出して読んでみましょう。

千《せん》じゆ《じゅ》と云《い》ふ所《ところ》にて船《ふね》をあがれば、前途《せんど》三千里《さんぜんり》のおもひ胸《むね》にふさがりて、幻《まぼろし》のちまたに離別《りべつ》の泪《なみだ》をそゝ《そ》ぐ。

行春《ゆくはる》や鳥《とり》啼《な》き魚《うお》の目《め》は泪《なみだ》

訳 深川（東京都台東区）から千住（東京都足立区）まで隅田川を上り、千住で舟から上がった。そこで、一緒に舟に乗って送って来てくれた人たちと別れるのだ。親しい人との別れを思い、これから行く三千里もの道のりのことを思うと、胸がいっぱいになった。この世は本当はまぼろしの世（仏教では、この世は虚妄《きょもう》とされます）で、この別れもまぼろしなのに、なぜか別れの悲しみの涙を流すのだ。〈**おりしも、春は過ぎ去ろうとし、過ぎ去る春を見送る鳥は悲しみの声を上げ、魚は目に涙をたたえていることだ**〉

味わい 仏教では、本来この別れもまぼろしのはずなのに悲しみの涙が流れるのです。いかに深い悲しみかが分かります。千住は現在、歴史散歩ができる町として整備されています。芭蕉のたどった道も歩くことができます。

作者 松尾芭蕉。＊『おくのほそ道』「冒頭」をご覧ください。（22ページ）

②　書いてみましょう。

千じゆと云ふ所にて船をあがれば、前途
三千里のおもひ胸にふさがりて、幻のち
またに離別の泪をそゝぐ。

行春や鳥啼き魚の目は泪

11 愁ひつゝ岡にのぼれば（与謝《よさ》蕪村《ぶそん》・俳句）

① 声に出して読んでみましょう。

愁《うれ》ひつゝ岡《おか》にのぼれば花《はな》いばら

訳　何となく楽しくない日に、あの岡から下界を見下ろせば気も晴れるかもしれないと登ってみたが、あれ、綺麗ないばらの花が咲いているじゃないか。

味わい　何が原因かわかりませんが、蕪村の心は晴れ晴れしませんでした。そこで、そんな気持ちを吹き払おうと小高い岡に登って行きました。すると、意外にもそこに花いばらの甘美な白い花がくっきりと姿を現しました。しかし、甘美ではありますが、とげのあるいばらの花でした。【季語：花いばら。季節：夏】

作者　与謝蕪村。江戸中期の俳諧《はいかい》に新風をもたらしました。近代の俳句かと見間違えるほどの抒情的《じょじょうてき》な俳句を作りました。また、すぐれた画家でもありました。享保《きょうほ》元（一七一六）年〜天明《てんめい》三（一七八三）年。

もう一句　**牡丹《ぼたん》散《ち》て打《うち》かさなりぬ二三片《にさんぺん》**　**蕪村**

＊上には崩れつつもなお豪華な牡丹の花、下には地面に軽《かろ》やかに打ち重なって、なお美しさを失わない牡丹の花びら。一幅の絵です。【季語：牡丹。季節：夏】

②　書いてみましょう。

愁ひつゝ岡にのぼれば花いばら

牡丹散て打かさなりぬ二三片

12 余謂へらく（柏木如亭《かしわぎじょてい》『詩本草《しほんぞう》』「果蓏《から》」部分）

① 声に出して読んでみましょう。

余謂《よおも》へらく、百果《ひゃっか》の中《なか》、独《ひと》り茘枝《れいし》のみ南面王為《なんめんおうた》り。（中略）余毎《よつね》に書《しょ》を読《よ》みて茘枝《れいし》の二字《にじ》に逢《あ》へば、即《すなわ》ち口《くち》に涎《よだれ》を流《なが》す。

訳　私は、ライチはすべての果物の王様だと思う。（中略）私は、本の中でライチという字を見ると、もうたまらない。よだれがとめどなく口から流れ出すのである。

味わい　食道楽の著者が諸国を巡る中で口にした美味しいものについて、漢詩を交えて綴った随筆が、『詩本草』です。先に口にしたと書きましたが、実は彼が綴った美味なるものの中で唯一口にしなかったのが茘枝《れいし》、すなわち、楊貴妃《ようきひ》の好物で、私たちが中華料理のデザートでよく口にするライチなのです。彼は、鎖国の日本ではついに口にできなかったのです。ちなみに筆者は、中国の南の広州の果物屋で茘枝を見つけたので、枝ごと買ってホテルでたらふく食べたのでした。「南面王為り」は、王は南を向いて座るということなので、ライチが南の国の果物であるということと掛けているのかもしれません。

作者　柏木如亭。江戸時代後期の高名な漢詩人。諸国をめぐり漢詩を指導しました。お酒は飲めなかったようです。宝暦《ほうれき》十三（一七六三）年〜文政《ぶんせい》二（一八一九）年。

② 書いてみましょう。

余謂へらく、百果の中、独り茘枝のみ南面王為り。

余毎に書を読みて茘枝の二字に逢へば、即ち口に涎を流す。

13 椀椀椀椀又椀椀（愚仏《ぐぶつ》・狂詩《きょうし》「犬の咬合《かみあい》」）

① 声に出して読んでみましょう。（上は原文、下は一応日本式に読んだ書き下《かくだ》し文です。下を読んでください）

犬咬合
椀椀椀椀又椀椀
亦亦椀椀又椀椀
夜暗何疋頓不分
始終只聞椀椀椀

犬《いぬ》の咬合《かみあい》
ワンワンワンワンまたワンワン
またまたワンワンまたワンワン
夜暗《よるくら》くして何《なん》びきかとんとわからず
しじゅうただ聞《き》くワンワンワン

訳 お分かりだと思いますので省略します。

味わい 江戸時代の漢詩をもじった遊び心いっぱいの詩です。狂詩といいます。二十八の漢字の内、「椀《わん》（ワン）」ばかり十三も出てきます。椀ですからきっと餌の取り合いでしょう。この一行七字で四行の漢詩は七言絶句《しちごんぜっく》といいます。七言絶句は、一行目と二行目と四行目の最後の字を同じ音にすることになっています（韻《いん》を踏むといいます）。皆「椀《ワン》」になっていますね。すごい力量です。

作者 愚仏。江戸時代後期の京都の漢詩人。多くの狂詩集を編集しました。？〜文政《ぶんせい》十一（一八二六）年。

② 書き下し文を書いても楽しくないので、原文を書いてみましょう。

犬咬合

椀椀椀椀又椀椀

亦亦椀椀又椀椀

夜暗何疋頓不分

始終只聞椀椀椀

14 たのしみは妻子むつまじく（橘曙覧《たちばなのあけみ》・和歌）

①　声に出して読んでみましょう。

たのしみは妻子《めこ》むつまじくうちつどひ頭《かしら》ならべて物《もの》をくふ時《とき》

訳　書かれているとおりです。「たのしみは～時」の形で詠まれた「独楽吟《どくらくぎん》」五十二首の内の一首です。

味わい　ほのぼのとした食事の時の家族の光景が見えてきます。この歌は、曙覧にとって大切なものが漢字で書かれています。妻子が仲良く一緒に頭をならべて物を食べています。曙覧には、最も幸福なひと時です。

作者　橘曙覧。江戸時代終わりの国学者。日常的なことを素直に写実的に詠《うた》いました。曙覧の歌を、明治になって正岡子規《まさおかしき》が絶賛しました。曙覧の超貧乏ぶりは有名です。

文化九（一八一二）年～慶応四（一八六八）年。

もう一首　**たのしみは朝《あさ》おきいでて昨日《きのう》まで無《な》かりし花《はな》の咲《さ》ける見《み》る時《とき》**　**橘曙覧**

＊平成六年、天皇・皇后両陛下訪米の際、クリントン大統領が歓迎式典のスピーチに引いた歌です。「私の楽しみは、朝起きた時に、昨日まで咲いていなかった素敵な花に出会うことだ」というものです。

② 書いてみましょう。

たのしみは妻子むつまじくうちつどひ
頭ならべて物をくふ時

たのしみは朝おきいでて昨日まで
無かりし花の咲ける見る時

15 赤い椿白い椿と（河東碧梧桐《かわひがしへきごとう》・俳句）

① 声に出して読んでみましょう。

赤《あか》い椿《つばき》白《しろ》い椿《つばき》と落《お》ちにけり

訳 色あざやかな赤い椿が落ちて行った思うと、すぐさま白い椿が落ちて行ったことだ。

味わい 赤い椿と白い椿が互い違いにいつまでも落ちていく美しい光景を思い浮かべてみましょう。最初に「白い椿」でなく「赤い椿」があるのは、書かれる前の何もない世界にいきなり「白い椿」を持ってきても、「白い椿」がはっきりしないからです。「赤い椿」のあとに来てこそ「白い椿」が引き立つのです。【季語：椿。季節：春】

作者 河東碧梧桐。高浜虚子《たかはまきょし》と並び正岡子規《まさおかしき》の優れた弟子です。最後は、季語も五七五定型からも離れ、自由律の方向に進みました。書家としても有名です。明治六（一八七三）年～昭和十二（一九三七）年。

もう一句 **さくら活《い》けた花屑《はなくず》の中《なか》から一枝拾《ひとえだひろ》ふ**　**碧梧桐**

＊花は屑でも美しいのです。出身地の愛媛県松山市役所前に句碑があります。【季語：さくら。季節：春】

② 書いてみましょう。

赤い椿白い椿と落ちにけり

さくら活けた花屑の中から一枝拾ふ

16 瓶にさす藤の花ぶさ（正岡子規《まさおかしき》・短歌）

① 声に出して読んでみましょう。

瓶《かめ》にさす藤《ふじ》の花《はな》ぶさみじかければたゝ《た》みの上《うえ》にとゞ《ど》かざりけり

訳 花瓶に挿した藤の花房は、わずかに短いので、畳の上に届きそうで届かないなあ。もうちょっとなのに。

味わい この歌のおもしろさは、文字の配列の美しさにあります。作者は、花瓶に挿された藤の花の姿を言葉で写生したのですが、同時に文字の姿でも写生したのです。

平仮名の続く「藤の花ぶさみじかければたゝみの上にとゞかざりけり」は、藤の花房の垂れ下がる姿の形になっているのです。「上」だけが漢字になっているのは、藤の花房が届いて欲しい到達点だからです。

途中に混じる踊り字「ゝ」「ゞ」が、花房の姿に変化をもたせています。最後の文字「り」は先っぽらしくて良いですね。

作者 正岡子規。愛媛県松山に生まれる。俳人、歌人。俳句の革新をなしとげた子規は、次に和歌の革新に乗り出しました。そして、歌人が金科玉条とした『古今和歌集』を否定しました。慶応三（一八六七）年～明治三十五（一九〇二）年。

もう一首 **瓜茄子《うりなすび》あきなふ《う》店をめづ《ず》らしみ車《くるま》ゆるめて小道《こみち》より行《ゆ》く**
正岡子規

＊「めづらしみ」は「珍しいと思い」です。車とは人力車でしょうか。子規は好奇心旺盛です。

郵便はがき

料金受取人払郵便

名古屋中局
承　認

2068

差出有効期間
平成28年12月
31日まで

4 6 0 - 8 7 9 0

4 1 3

名古屋市中区
丸の内三丁目6番27号
（EBSビル八階）

黎明書房 行

購入申込書

●ご注文の書籍はお近くの書店よりお届けいたします。ご希望書店名をご記入の上ご投函ください。（直接小社へご注文の場合は代金引換にてお届けします。1500円未満のご注文の場合は送料530円，1500円以上2700円未満の場合は送料230円がかかります。）〔税8％込〕

（書名）	（定価）　円	（部数）　部
（書名）	（定価）　円	（部数）　部

ご氏名　　TEL.

ご住所 〒

ご指定書店名（必ずご記入下さい。）	取次・番線印	この欄は書店又は小社で記入します。
書店住所		

愛読者カード

—

今後の出版企画の参考にいたしたく存じます。ご記入のうえご投函くださいますようお願いいたします。新刊案内などをお送りいたします。

書名	

1.本書についてのご感想および出版をご希望される著者とテーマ

※上記のご意見を小社の宣伝物に掲載してもよろしいですか?

□ はい　□ 匿名ならよい　□ いいえ

2.小社のホームページをご覧になったことはありますか?　□ はい　□ いいえ

※ご記入いただいた個人情報は，ご注文いただいた書籍の配送，お支払い確認等の連絡および当社の刊行物のご案内をお送りするために利用し，その目的以外での利用はいたしません。

ご氏名《ふりがな》　年齢　歳

ご職業　（男・女）

（〒　　）

ご住所

電話

ご購入の書店名		ご購読の新聞・雑誌	新聞（　　） 雑誌（　　）

本書ご購入の動機（番号を○でかこんでください。）

1.新聞広告を見て（新聞名　　）　2.雑誌広告を見て（雑誌名　　）　3.書評を読んで　4.人からすすめられて　5.書店で内容を見て　6.小社からの案内　7.その他

ご協力ありがとうございました。

② 書いてみましょう。

瓶にさす藤の花ぶさみじかければ
たゝみの上にとゞかざりけり

瓜茄子あきなふ店をめづらしみ
車ゆるめて小道より行く

17 金色のちひさき鳥の（与謝野晶子《よさのあきこ》・短歌）

① 声に出して読んでみましょう。

金色《こんじき》のちひ《い》さき鳥《とり》のかたちして銀杏《いちょう》ちるなり夕日《ゆうひ》の岡《おか》に

訳　金色《こんじき》の神々しいばかりの小さな鳥の姿をして銀杏の葉がきらきらと夕日に染まった岡に散っている。

味わい　この歌は「金色」の「金」だけでなく、「銀杏」の「銀」がちりばめられています。それはそれは美しい天上のような「夕日の岡」の光景なのです。

作者　与謝野晶子。和泉式部《いずみしきぶ》以来の優れた女流歌人と言われています。明治十一（一八七八）年〜昭和十七（一九四二）年。

もう一首　**なんとなく君《きみ》に待《ま》たるるここちして出《い》でし花野《はなの》の夕月夜《ゆうづくよ》かな**

与謝野晶子

＊秋の花々が咲き乱れる野原に、待っている人がいそうに思われて出てきたのは、私でしょうか夕月夜でしょうか。どちらにもとれる不思議な歌です。夕月夜は、夕暮れの月のことです。

② 書いてみましょう。

金色のちひさき鳥のかたちして
銀杏ちるなり夕日の岡に

なんとなく君に待たるるここちして
出でし花野の夕月夜かな

18 政夫さん……（伊藤左千夫《いとうさちお》『野菊《のぎく》の墓《はか》』部分）

① 声に出して読んでみましょう。

「政夫《まさお》さん……私《わたし》野菊《のぎく》の様《よう》だってどうしてですか」
「さアどうしてということはないけど、民《たみ》さんは何《なに》がなし野菊《のぎく》の様《よう》な風《ふう》だからさ」
「それで政夫《まさお》さんは野菊《のぎく》が好《す》きだって……」
「僕《ぼく》大《だい》好《す》きさ」

味わい　『野菊の墓』は、数え年十五歳の政夫と十七歳の民子の恋の物語です。政夫が遠まわしに民子のことを好きだと言う場面です。結局、民子は他家に嫁ぎ、流産し、あとの肥立《ひだ》ちが悪く死んでしまうのです。『野菊の墓』は、明治三十九（一九〇六）年に出版され、若い読者の涙を誘ったものです。ただ、民子は単に可憐なだけの女性ではありませんでした。「私も（政夫さんと同じように - 筆者）本が読みたいの手習いがしたいの」と言う明治の女性だったのです*。

作者　伊藤左千夫。歌人・小説家。正岡子規の優れた短歌の弟子です。本業は牛乳搾取業です。元治元（一八六四）年〜大正二（一九一三）年。

② 書いてみましょう。

「政夫さん……私野菊の様だってどうしてですか」「さアどうしてということはないけど、民さんは何がなし野菊の様な風だからさ」「それで政夫さんは野菊が好きだって……」「僕大好きさ」

19 水馬赤いな（北原白秋《きたはらはくしゅう》・童謡「五十音《ごじゅうおん》」部分）

① 声に出して読んでみましょう。

水馬《あめんぼ》赤《あか》いな。ア、イ、ウ、エ、オ。
浮藻《うきも》に小蝦《こえび》もおよいでる。
柿《かき》の木《き》、栗《くり》の木《き》。カ、キ、ク、ケ、コ。
啄木鳥《きつつき》こつこつ、枯《か》れけやき。

味わい　子どもの仮名の学習のために作られました。ここでは、ア行とカ行を紹介しました。ア行には「あいうえお」が、カ行には「かきくけこ」がすべて使われています。「五十音」には、文字どおり五十音が巧みにちりばめられていますので、俳優の発声練習によく使われます。それにしても、この童謡の中の自然の豊かさにはうっとりします。

作者　北原白秋。水郷の町として名高い、福岡県柳川《やながわ》に生まれました。詩人、歌人、童謡・民謡作家として才能きらめく文学者でした。明治十八（一八八五）年～昭和十七（一九四二）年。

② 書いてみましょう。

水馬赤いな。ア、イ、ウ、エ、オ。

浮藻に小蝦もおよいでる。

柿の木、栗の木。カ、キ、ク、ケ、コ。

啄木鳥こつこつ、枯れけやき。

20 両手をどんなに（山村暮鳥《やまむらぼちょう》・近代詩「りんご」）

① 声に出して読んでみましょう。

りんご

両手《りょうて》をどんなに
大《おお》きく大《おお》きく
ひろげても
かかえきれないこの気持《きもち》
林檎《りんご》が一《ひと》つ
日《ひ》あたりにころがつ《つ》てゐ《い》る

味わい　「大きく大きく／ひろげても」のでもで、この人の「この気持」が限りなく豊かで複雑で、自分自身でさえも捉《とら》えきれない大きなものであることが分かります。その気持ちを持て余したこの人は、日あたりに真っ赤な林檎が一つ転がっているのをありありと見ました。そして、その林檎が自分の気持ちそのものであるかのように思えたのです。捉えきれないほど大きなものだと思っていた気持ちが、小さな林檎となって転がっていたのです。この「ころがつてゐる」が大切です。自分の気持ちを、一個の小さな林檎として外から眺めることができたのです。それも美しい真っ赤な「りんご」として。

題について　題の「りんご」は平仮名で、詩の中は「林檎」です。なぜでしょう。それは、題の「りんご」は「林檎」の形をまとったこの人の「気持」だからです。「気持」だから「りんご」というやわらかい平仮名で書かれているのです。

作者　山村暮鳥。詩人、児童文学者、キリスト教伝道師。前衛的詩人として登場し、晩年は「善い詩人は詩をかざらず」の境地に。明治十七（一八八四）年〜大正十三（一九二四）年。

② 書いてみましょう。

りんご

両手をどんなに
大きく大きく
ひろげても
かかえきれないこの気持
林檎が一つ
日あたりにころがってゐる

21 をりとりてはらりと（飯田《いいだ》蛇笏《だこつ》・俳句）

① 声に出して読んでみましょう。

をりとりてはらりとおもきすすきかな

をりとりて → を《お》

訳 すすきを折り取ってみると、軽やかに私の手にしなだれかかったかに思えたが、その意外なおもさにはっとしたことだ。

味わい このすすきの「おもさ」とは一体なんでしょうか。それは、すすきの持つ命のおもさにほかなりません。軽いと思ったすすきの命に触れた時の感動が、この美しい句の姿と言葉の響きによって表わされました。名句です。（この項は、西郷竹彦著『合本　名句の美学』黎明書房、を参考にしています。さらに深く味わいたい方は、本書をお読みください。）【季語：すすき。季節：秋】

作者 飯田蛇笏。山梨県にあって優れた俳句を数多く作りました。高浜虚子に師事。『雲母《うんも》』主宰。明治十八（一八八五）年～昭和三十七（一九六二）年。

もう一句 **降《ふ》る雪《ゆき》や玉《たま》のごとくにランプ拭《ふ》く**　**飯田蛇笏**

＊拭いている内に、本当にランプが美しい玉になってしまいそうです。【季語：雪。季節：冬】

② 書いてみましょう。

をりとりてはらりとおもきすすきかな

降る雪や玉のごとくにランプ拭く

22 眼にあてて海が透くなり（松本《まつもと》たかし・俳句）

① 声に出して読んでみましょう。

眼《め》にあてて海《うみ》が透《す》くなり桜貝《さくらがい》

訳 眼に当てると青い海がまるで透けて見えるようだ。桜貝の貝殻は。

味わい 青い海がピンク色の薄い桜貝の貝殻から透けて見えると言ったところに、おもしろさがあります。ピンクの桜貝の向こうに見えた青い海とはいったいどんな海だったのでしょう。桜貝というメルヘンチックな名前とあいまって、私たちの住んでいるこの世界とはちがった美しい別の世界の海のような気がしてきます。【季語：桜貝。季節：春】

作者 松本たかし。宝生《ほうしょう》流の能役者の家に生まれましたが、病弱なため、俳句に専念しました。明治三十九（一九〇六）年～昭和三十一（一九五六）年。

もう一句 **ひく波《なみ》の跡《あと》美《うつく》しや桜貝《さくらがい》**　**松本たかし**

＊波が美しい跡を残してひいて行きます。その美しい跡に残された美しい桜貝。「ひく波」のひくが波の白さをイメージさせる平仮名になっているのが、また効果的です。【季語：桜貝。季節：春】

②　書いてみましょう。

眼にあてて海が透くなり桜貝

ひく波の跡美しや桜貝

23 春眠暁を覚えず（孟浩然《もうこうねん》・漢詩「春暁《しゅんぎょう》」）

① 声に出して読んでみましょう。（上は原文、下は日本式に読んだ書き下し文です。下を読んでください）

春暁

春眠不覚暁
処処聞啼鳥
夜来風雨声
花落知多少

春眠《しゅんみん》暁《あかつき》を覚《おぼ》えず
処処《しょしょ》啼鳥《ていちょう》を聞《き》く
夜来《やらい》風雨《ふうう》の声《こえ》
花《はな》落《お》つること知《し》んぬ多少《たしょう》ぞ

訳　春の眠りは極楽極楽。夜の明けたのも分からない。ああ、あちこちで小鳥のさえずりが聞こえてくる。どうりで明るいはずだ。はて、昨夜は風と雨の激しい音が聞こえたようだが、一転おだやかな今日の朝の庭には、花はどれだけ散っているのかな。

味わい　作者は布団の中にいて、外のことは何も見ていません。鳴いている鳥も見ず、昨夜の吹き降りも見ず、ただ耳で聞くだけです。最後は音すら聞かず、庭に散っている花はどれほどかと言っています。夢心地の中、春の情景を想像しているとは優雅なことです。五言絶句です。

作者　孟浩然。唐の最も栄えた時の詩人です。李白《りはく》や王維《おうい》の友人です。六八九～七四〇年。

② 書いてみましょう。

春暁

春眠暁を覚えず
処処啼鳥を聞く
夜来風雨の声
花落つること知んぬ多少ぞ

24 月落ち烏啼いて（張継《ちょうけい》・漢詩「楓橋夜泊《ふうきょうやはく》」）

① 声に出して読んでみましょう。（上は原文、下は日本式に読んだ書き下し文です。下を読んでください）

楓橋夜泊
月落烏啼霜満天
江楓漁火対愁眠
姑蘇城外寒山寺
夜半鐘声到客船

月《つき》落《お》ち烏《からす》啼《な》いて霜《しも》天《てん》に満《み》つ
江楓《こうふう》漁火《ぎょか》愁眠《しゅうみん》に対《たい》す
姑蘇《こそ》城外《じょうがい》の寒山寺《かんざんじ》
夜半《やはん》の鐘声《しょうせい》客船《かくせん》に到《いた》る

訳　月が落ちて暗くなった空に烏が鳴き、霜が満ちた。眠れずにいる私の瞼《まぶた》に漁火に照り映えた楓の紅葉が映る。おりしも、姑蘇の町外れの寒山寺から夜半に鳴らす鐘の音が私の泊まる船に聞こえてくる。寂しいことだ。

味わい　日本では、人気のある漢詩（七言絶句）の一つです。烏の黒に霜の白を配し、紅葉した楓の赤に漁火を持ってくるなど、うまいものです。そして、寒さを引き出すために「寒山寺」の「寒」を利用しています。明治になって、政治家・漢詩人の副島種臣《そえじまたねおみ》は寒山寺にでかけて行き、張継きどりで漢詩を作って楽しみました。

作者　張継。唐の最も栄えた時の詩人です。この一作で有名です。生没年不詳。

②　書いてみましょう。

楓橋夜泊

月落ち烏啼いて霜天に満つ

江楓漁火愁眠に対す

姑蘇城外の寒山寺

夜半の鐘声客船に到る

25 大安吉日《たいあんきちじつ》（読んで書いて、心が洗われる言葉）

① 声に出して読んでみましょう。

大安吉日《たいあんきちじつ》。
麗《うら》らか。
柳《やなぎ》は緑《みどり》、花《はな》は紅《くれない》。
花鳥風月《かちょうふうげつ》。
春夏秋冬《しゅんかしゅうとう》。
勤《いそ》しむ。

味わい　「大安吉日」は、大安の吉《よ》き日ということで、なにをやってもうまく行く日です。毎日大安吉日でありたいものです。

「麗らか」な日は、身も心も安心しきってお日様の光にゆだねることができます。

柳が緑で、花が紅であることは当たり前のこと。それと同じように世の中のことも、当たり前のこととして、あるがままに受けとめさえすれば心の平安を得ることができます。

花（桜）、鳥、風、月は、日本の美のエッセンスです。日本人は、古来、それらを愛でて詩歌を作ってきました。私たちも風雅を楽しみたいものです。

日本は三カ月ごとに四季がめぐる国です。皆さんも日本の四季をしみじみと味わってください。四季を味わうことは、日本を味わうことです。

「勤しむ」は良い言葉です。この言葉には損得を超え一途に働く人の美しい姿が見えてきます。ある人は、日本語の中でも最も美しい言葉だと言っています。

②書いてみましょう。

大安吉日。

麗らか。

柳は緑、花は紅。

花鳥風月。

春夏秋冬。

勤しむ。

26 百合は、威厳（花言葉）

① 声に出して読んでみましょう。

百合《ゆり》は、威厳《いげん》・純潔《じゅんけつ》・無垢《むく》。
薔薇《ばら》は、愛《あい》・美《び》。
菫《すみれ》は、誠実《せいじつ》・謙譲《けんじょう》・小《ちい》さな幸《しあわ》せ。
秋桜《こすもす》は、調和《ちょうわ》・謙虚《けんきょ》。

味わい　花言葉は十九世紀のヨーロッパで、整理され、流行するようになりました。これは花屋さんの登場や花を贈る習慣の誕生と関係があるのではないかと、想像しています。色々な花に「花言葉」が配当されたのですが、それはヨーロッパの文化や歴史によるところが大きいようです。日本には明治になって広まりました。

それにしても、美しい花々に言葉を語らせるのは、なんとも素敵なことですね。花を何かの機会に一輪でも贈れば、贈り主に代わって花が、その人の思いを伝えてくれるのです。

ちなみに、「百合」は、西洋ではイエス・キリストの母、聖母マリアの花です。

② 書いてみましょう。

百合は、威厳・純潔・無垢。
薔薇は、愛・美。
菫は、誠実・謙譲・小さな幸せ。
秋桜は、調和・謙虚。

27 笑《わら》う門《かど》には（ことわざ）

① 声に出して読んでみましょう。

笑《わら》う門《かど》には福《ふく》来《きた》る。

訳 人を恨《うら》まず羨《うらや》まず、いつもにこにこ笑っていれば、ひとりでに幸福がわが家にやって来るという、とてもありがたいことわざです。

味わい むっつりしているよりは、笑っている方が健康にも良いし、福の神も訪問したくなるというものです。中国では、よく福の字をひっくり返して書いたものを入口などに貼ります。「福到（福到《ふくいた》る）」の「到」が倒立の倒の発音と似ているので、福をひっくり返したものは、「福到る」と読みます。福が到来することです。これも楽しいです。

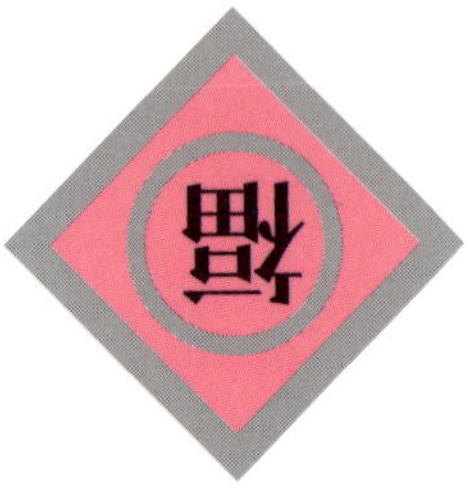

もう一つ **明日《あした》は明日《あした》の風《かぜ》が吹《ふ》く。**

＊これも良いことわざです。自分は一体どうなるのだろうと心配することはありません。なるようになっていくものです。明日は明日の風が吹きます。気が休まることわざです。

② 書いてみましょう。

笑う門には福来る。

明日は明日の風が吹く。

28 情けは人の（ことわざ）

① 声に出して読んでみましょう。

情《なさ》けは人《ひと》の為《ため》ならず。

訳 人に情けをかけることは、人のためではない、ほかならぬ自分のためだ。

味わい 「へたに情けをかけることは、その人の自立をさまたげるから、その人のためにならない。情けを無分別《むふんべつ》にかけないようにしよう」という解釈があります。これは、誤りです。本来は、他人《ひと》に情けをかければ（親切にすれば）それはいつかまわりまわって、自分に良いこととして巡って来るということです。世の中とは持ちつ持たれつなのです。

もう一つ **待《ま》てば海路《かいろ》の日和《ひより》あり。**

＊あせらないで待っていれば、きっと船を出すのに好都合の良い天気の日が巡ってくるという意味です。願い事を実現するためには、あせらずじっと待っていて、今だ！と思える良い機会をとらえてください。きっとその機会はやってきます。

② 書いてみましょう。

情けは人の為ならず。

待てば海路の日和あり。

出典及び主な参考文献・注

※出典は各項の最初の文献です。

※本書の表記は出典に従いましたが、読者の便宜をはかり振り仮名はすべての漢字、古典仮名遣いに、現代仮名遣いで付けさせていただきました。

なお、漢字はすべて、新字体にいたしました。

1 新しき年の始の（大伴家持『万葉集』）
高木市之助他校注『万葉集 四』日本古典文学大系7、岩波書店、一九六二年。

2 銀も金も玉も（山上憶良『万葉集』）
高木市之助他校注『万葉集 二』日本古典文学大系5、岩波書店、一九五九年。
吉田孝『日本の誕生』岩波新書、一九九七年。

3 久方のひかりのどけき（紀友則『古今和歌集』）
久曾神昇全訳注『古今和歌集（一）』講談社学術文庫、一九八二年。

4 春はあけぼの（清少納言『枕草子』冒頭）
池田亀鑑他校注『枕草子・紫式部日記』日本古典文学大系19、岩波書店、一九五八年。

5 秋の田のかりほの庵の（天智天皇『百人一首』一）
高橋睦郎『百人一首』中公新書、二〇〇三年。
池田弥三郎『百人一首故事物語』河出文庫、一九八四年。
金子武雄『続日本紀宣命講』東京図書出版、一九四四年。

6 ゆく河の流れは（鴨長明『方丈記』冒頭）
『方丈記・徒然草・正法眼蔵随聞記・歎異抄』日本古典文学全集44、小学館、一九九九年。

7 祇園精舎の鐘の声（『平家物語』冒頭）
杉本圭三郎全訳注『平家物語（一）』講談社学術文庫、一九七九年。

8 つれづれなるままに（吉田兼好『徒然草』冒頭）
三木紀人全訳注『徒然草（一）』講談社学術文庫、一九七九年。

9 月日は百代の（松尾芭蕉『おくのほそ道』冒頭）
久富哲雄全訳注『おくのほそ道』講談社学術文庫、一九八〇年。

10 千じゆと云ふ（松尾芭蕉『おくのほそ道』「旅立ち」部分）
石川忠久『漢詩の魅力』ちくま学芸文庫、二〇〇六年。

11 愁いつゝ岡にのぼれば（与謝蕪村・俳句）
久富哲雄全訳注『おくのほそ道』講談社学術文庫、一九八〇年。
暉峻康隆他校注『蕪村集・一茶集』日本古典文学大系58、岩波書店、一九五九年。

12 余譚へらく（柏木如亭『詩本草』「果瓤」部分）
揖斐高校注『詩本草』岩波文庫、二〇〇六年。

13 椀椀椀又椀椀（愚仏・狂詩「犬の咬合」）
魚返善雄『漢文の世界』東京大学出版会、一九六三年。

山岸徳平校注『五山文学集・江戸漢詩集』日本古典文学大系89、岩波書店、一九六六年。

14 たのしみは妻子むつまじく（橘曙覧・和歌）
水島直文・橋本政宣編注『橘曙覧全歌集』岩波文庫、一九九九年。

15 赤い椿白い椿と（河東碧梧桐・俳句）
『現代俳句集成 第2巻』河出書房新社、一九八二年。

16 瓶にさす藤の花ぶさ（正岡子規・短歌）
『正岡子規・伊藤左千夫・長塚節集』現代日本文学大系10、筑摩書房、一九七一年。

17 金色のちひさき鳥の（与謝野晶子・短歌）
道浦母都子選『新選 与謝野晶子歌集』講談社文芸文庫、二〇〇八年。

18 政夫さん……（伊藤左千夫『野菊の墓』部分）
伊藤左千夫『野菊の墓』新潮文庫、一九五五年。
＊夙に評論家、岡庭昇が指摘している所である。

19 水馬赤いな（北原白秋・童謡「五十音」部分）
『白秋全集25 童謡集1』岩波書店、一九八七年。

20 両手をどんなに（山村暮鳥・近代詩「りんご」）
山村暮鳥『雲』春陽堂文庫、一九三四年。

21 をりとりてはらりと（飯田蛇笏・俳句）
『新編 飯田蛇笏全句集』角川書店、一九八五年。

22 眼にあてて海が透くなり（松本たかし・俳句）
西郷竹彦『合本 名句の美学』黎明書房、二〇一〇年。
『鑑賞現代俳句全集 第七巻』立風書房、一九八〇年。

23 春眠暁を覚えず（孟浩然・漢詩「春暁」）
石川忠久編『漢詩鑑賞事典』講談社学術文庫、二〇〇九年。

24 月落ち烏啼いて（張継・漢詩「楓橋夜泊」）
石川忠久編『漢詩鑑賞事典』講談社学術文庫、二〇〇九年。

●編著者紹介

武馬久仁裕

1948年愛知県に生まれる。
名古屋大学法学部卒業。
現代俳句協会会員。
世界俳句協会会員。
日本現代詩歌文学館振興会評議員。
船団会員。

主な著書

『G町』（弘栄堂）
『貘の来る道』（北宋社）
『玉門関』（ふらんす堂）
『武馬久仁裕句集』（ふらんす道）
『時代と新表現』（共著，雄山閣）

読《よ》んで，書《か》いて二倍楽《にばいたの》しむ美《うつく》しい日本語《にほんご》

2015年10月10日　初版発行　編著者　武《ぶ》 馬《ま》 久《く》 仁《に》 裕《ひろ》
発行者　武 馬 久 仁 裕
印　刷　株式会社太洋社
製　本　株式会社太洋社

発 行 所　株式会社　黎《れい》 明《めい》 書《しょ》 房《ぼう》

〒460-0002　名古屋市中区丸の内3-6-27　EBSビル
☎052-962-3045　FAX 052-951-9065　振替・00880-1-59001
〒101-0047　東京連絡所・千代田区内神田1-4-9　松苗ビル4階
☎03-3268-3470

落丁本・乱丁本はお取替します。　ISBN978-4-654-05972-0